ALIMENTOS ESENCIALES BÁSICOS PARA UNA BUENA ALIMENTACIÓN

MEJORA TU SALUD CON LOS NUTRIENTES QUE TU CUERPO REALMENTE NECESITA, PROTEÍNAS, CARBOHIDRATOS, GRASAS Y MUCHO MÁS

Jessy M. Brown

Índice

INTRODUCCIÓN

Comer sano no se trata de doctrinas rígidas de nutrición, de mantenerse flaco de manera poco realista o de privarse de los alimentos que adora. En lugar de eso, se trata de sentirse increíble, tener más vigor y mantenerse lo más saludable posible, todo lo cual puede lograrse aprendiendo algunos conceptos básicos de nutrición y utilizándolos de una manera que funcione para usted.

La alimentación saludable comienza con el aprendizaje de cómo "comer inteligentemente", no es simplemente lo que se come, sino cómo se come. Sus selecciones de alimentos pueden reducir su riesgo de enfermedades como enfermedades cardíacas, cáncer y diabetes, así como luchar contra la depresión.

Además, aprender los hábitos de una alimentación inteligente puede aumentar su energía, aumentar su memoria y estabilizar su estado de ánimo. Usted puede ampliar su gama de selecciones de alimentos saludables y aprender a planificar con anticipación para producir y mantener una dieta gratificante e inteligente.

CAPÍTULO I: VUÉLVETE MÁS INTELIGENTE

En lugar de preocuparse demasiado por contar las calorías o evaluar el tamaño de las porciones, considere su dieta en términos de color, variedad y frescura; entonces debería ser más sencillo tomar decisiones saludables. Céntrese en descubrir los alimentos que le gustan y recetas sencillas que incorporan un par de ingredientes frescos. Poco a poco, su dieta se volverá más saludable y deliciosa.

Cocinar con ingredientes fáciles te devuelve a los ingredientes básicos de los alimentos, la forma en que los cocinaba la abuela. Al utilizar ingredientes sencillos en sus recetas de comidas, usted puede limitar o eliminar el efecto negativo de los alimentos procesados y cargados de productos químicos en usted y en sus seres queridos.

Cocinar saludablemente con ingredientes fáciles requiere un poco de planificación previa para organizar su cocina. Llevamos vidas muy ocupadas hoy en día, así que lo último que deseamos hacer es añadir más tiempo a nuestros horarios muy ocupados, por eso es por lo que necesita planear en hacer su cocina más eficiente y reducir su tiempo de compras.

Una de las primeras cosas que usted querrá llevar a cabo es mirar a través de su cocina y estudiar todas las etiquetas de sus alimentos, una vez que llegue a los alimentos que son saludables para usted podría querer hacer una lista de lo que usted necesitará para completar el trabajo de remodelación de su cocina.

Con ingredientes básicos fáciles a la

mano, usted podrá hacer rápidamente una variedad de diferentes comidas que son rápidas y saludables.

Hay muchos alimentos básicos que puede guardar en su despensa

- ✓ Granos integrales
- ✓ Frijoles secos
- ✓ Edulcorantes naturales
- ✓ Aceites beneficiosos y grasas buenas
- ✓ Especias secas

Hay muchos alimentos básicos que puede guardar en su congelador

- ✓ Vegetales
- ✓ Frutas y bayas
- ✓ Carnes y caldos
- ✓ Queso

Comience despacio y haga cambios en sus hábitos alimenticios con el tiempo.

Intentar hacer que su dieta sea saludable de la noche a la mañana no es realista ni brillante. Alterar todo a la vez comúnmente lleva a hacer trampas o a abandonar su plan de alimentación fresca.

Dé pequeños pasos, como añadir una ensalada (llena de verduras de colores variados) a su dieta una vez al día o cambiar de mantequilla a aceite de oliva mientras cocina. A medida que sus pequeños cambios se convierten en hábito, usted puede continuar añadiendo más selecciones saludables a su dieta.

Cada alteración que usted haga para mejorar su dieta es importante. Usted no tiene que ser perfecto y no tiene que eliminar totalmente los alimentos que disfruta para tener una dieta inteligente. La meta a largo plazo es sentirse bien, tener más energía y disminuir el riesgo de cáncer y enfermedad. No deje que sus tropiezos lo desbaraten: cada selección de alimentos saludables que haga es importante.

Considere el agua y el ejercicio

- *Agua*

El agua ayuda a eliminar los residuos y toxinas de nuestros sistemas. Sin embargo, muchas personas a causa de la deshidratación, sienten mucha fatiga, baja energía y dolores de cabeza. Es común confundir la sed con el hambre, por lo que permanecer bien hidratado, también le ayudará a hacer selecciones de alimentos más inteligentes.

- **_Actividad física_**

Encuentre algo activo que le guste hacer y añádalo a su día, de la misma manera que agregaría verduras, arándanos o salmón saludables. Las ventajas de la actividad física de por vida son abundantes y el ejercicio regular puede incluso motivarlo a hacer de la selección de alimentos saludables un hábito.

CAPÍTULO II: ¿CÓMO MANTENER UN EQUILIBRIO EN LA ALIMENTACIÓN?

Las personas en gran parte del tiempo piensan que la alimentación inteligente es una propuesta de todo o nada, pero una de las bases principales de cualquier dieta saludable es la moderación. A pesar de lo que las dietas de moda le hacen pensar, todos necesitamos un equilibrio de carbohidratos, proteínas, grasas, fibras, vitaminas y minerales para mantener un cuerpo saludable.

Si usted prohíbe determinados alimentos o grupos de alimentos, es natural que desee más esos alimentos y luego se sienta un perdedor si cede a la tentación.

Si le atraen los alimentos dulces, salados o poco saludables, comience por reducir el tamaño de las porciones y no consumirlas con tanta frecuencia. Más tarde puede que te encuentres anhelándolos menos o pensando en ellos como indulgencias ocasionales.

Los alimentos saludables son cruciales para mantener una dieta y un estilo de vida saludables. Los tiempos han cambiado y hay muchas opciones de alimentos nutritivos disponibles.

- **¿Recuerdas la Pirámide Alimenticia?**

La vieja pirámide alimenticia del USDA ha cambiado. Siempre lo reconocimos como los 6 grupos de alimentos básicos. Ha sido reequipado y ahora tiene 5 grupos básicos que incluyen granos enteros, semillas, nueces y aceites vegetales.

Grasas, Aceites y Dulces

✓ Las fuentes saludables de grasa son las nueces, el pescado y los aceites vegetales.

✓ Reduzca la margarina, la mantequilla, la manteca de cerdo y los alimentos que los contienen. Esto reduce las grasas sólidas.

✓ Utilice el sodio, las grasas trans y las grasas saturadas con moderación.

✓ Se deben utilizar aceites insaturados, como el de oliva o el de girasol.

✓ Carne, Aves, Pescado, Huevos, Frijoles Secos y Nueces

✓ Utilice cortes magros de carne.

✓ Escoja más pescado, frijoles, guisantes, nueces y semillas.

Basado en una dieta de 2000 calorías, usted comería 5 onzas y media al día.

Leche, yogur, queso y productos lácteos

Opte por surtidos bajos en grasa como

leche descremada, suero de leche bajo en grasa, yogur y quesos bajos en grasa. El tofu y la soja son opciones de primera clase.

Basado en una dieta de 2000 calorías, usted consumiría 3 tazas diarias.

Frutas

✓ Usted es capaz de utilizar todo tipo de frutas. Pueden estar congelados, secos y frescos.
✓ Las frutas son bajas en grasa, contienen fibra, minerales y vitaminas. También ayudan a frenar el gusto por los dulces!

Basado en una dieta de 2000 calorías, usted comería 2 tazas de fruta al día.

Vegetales

Elija más verduras de hojas verdes oscuras como el brócoli y las espinacas.

✓ Escoja las batatas, las zanahorias y otras verduras.

✓ Saque los guisantes y los frijoles secos como las lentejas y los frijoles de riñón o frijoles pintos.

Basado en una dieta de 2000 calorías usted consumiría 2 y media tazas cada día.

Granos

✓ Escoja cereales integrales, panes, galletas, arroz o pasta. Coma un mínimo de 3 onzas diarias. Estos están cargados de carbohidratos complejos y fibra.

✓ Una rebanada de pan es aproximadamente una onza, 1 tazón (aproximadamente una taza) de cereal para el desayuno, 1/2 bagel o panecillo inglés, 1/2 taza de pasta o arroz.

Basado en una dieta de 2000 calorías, usted comería 6 onzas diarias.

Es crucial que usted elija alimentos saludables de cada grupo para obtener los nutrientes que su cuerpo requiere.

- **_Piense en porciones más pequeñas._**

El tamaño de las porciones ha aumentado últimamente, especialmente en los restaurantes. Cuando coma fuera, escoja un entrante en lugar de un plato principal, comparta un plato con un amigo y no pida nada de gran tamaño. En casa, utilice platos más pequeños, considere el tamaño de las porciones en términos realistas y comience con poco.

Las señales visuales pueden ayudar con el tamaño de las porciones; su porción de carne, pescado o pollo debe ser del tamaño de una baraja de cartas. Una cucharadita de aceite o aderezo tiene el tamaño aproximado de una caja de cerillas y su rebanada de pan debe tener el tamaño de una caja de CD.

CAPÍTULO III: LA CLAVE ESTA EN EL DESAYUNO

Coma con otras personas siempre que sea posible. Comer con otros tiene innumerables ventajas sociales y emocionales, especialmente para los niños, y le permite modelar hábitos alimenticios saludables. Comer delante del televisor o del ordenador a menudo conduce a comer en exceso sin sentido.

Mastique su comida lentamente, saboreando cada bocado. Tendemos a apresurarnos a través de nuestras comidas, olvidando realmente probar los sabores y sentir las texturas de lo que está en nuestras bocas. Reconéctese con el placer de comer.

Pregúntese si realmente tiene hambre, o tome un vaso de agua para ver si tiene sed en lugar de hambre. Durante una comida, deje de comer antes de sentirse lleno. En realidad, el cerebro tarda unos minutos en decirle a su cuerpo que ha tenido una alimentación adecuada, así que coma despacio.

- ***Desayune y consuma comidas más ligeras durante todo el día.***

Un desayuno saludable puede estimular su metabolismo, y comer comidas pequeñas y saludables durante todo el día (en lugar de las tres comidas grandes estándar) mantiene su energía y su metabolismo en marcha.

El desayuno es realmente importante en cualquier programa de pérdida de peso. Un desayuno en forma es realmente la comida más crucial del día.

Una comida matutina nutritiva y bien balanceada, mantiene sus niveles de energía al máximo.

- Aumente sus esfuerzos para bajar de peso. Las investigaciones demuestran que las personas que desayunan tienen más éxito en adelgazar y mantener esa pérdida de peso.

- Afila tu cerebro. Las personas que desayunan en forma se mantendrán más alertas que las que comienzan el día con una comida alta en grasa.

- Proteja su sistema circulatorio. Un estudio reveló que las personas que consumían un desayuno con una proteína de gran calidad y un carbohidrato de buena calidad, en lugar de cereales refinados, tenían un menor riesgo de padecer enfermedades cardíacas.

- Aumente su sistema inmunológico, queme grasa y añada músculo. Un desayuno en forma le ayudará a comenzar el día con los nutrientes esenciales para añadir músculo magro, quemar grasa y recuperarse de esos ejercicios intensos, así como fortalecer su sistema

inmunológico y mantenerlo libre de enfermedades.

Consumir cualquier cosa que desee para desayunar no le brindará las ventajas de bienestar que se mencionaron anteriormente. Saltarse el desayuno o comer alimentos poco saludables puede hacer que envejezca mucho más rápido. Consumir un buen desayuno saludable mejorará su salud, mejorará su cuerpo, mejorará su calidad de vida y añadirá años a su vida.

- *Alimentos saludables para el desayuno*

Avena enrollada, linaza, arándanos y almendras. Para mí, este es un desayuno increíble. La avena de hojuelas es probablemente la opción más saludable, pero si usted está apurado, el tipo de avena instantáneo estará bien (no tiene tanta fibra, pero los ingredientes adicionales lo compensan).

Después de bombardear la avena,

agregue la linaza molida, los arándanos congelados y las almendras en rodajas. Usted puede agregar un poco de canela y miel (no mucha) si está utilizando la avena de hojuelas. Esos son 4 alimentos poderosos, llenos de fibras, nutrientes, proteínas y grasas saludables, con sólo unos pocos minutos de preparación. Y muy sabroso!

Cualquier cereal integral alto en fibra es una buena opción. Ponga leche baja en grasa o leche de soya, tal vez algunas bayas si lo desea.

Tofu revuelto. Más sano que los huevos revueltos. Poner unas cuantas cebollas, pimientos verdes u otras verduras, un poco de salsa de soja ligera o tamari, quizás un poco de ajo en polvo, y pimienta negra, saltear con un poco de aceite de oliva. Coma con pan tostado integral. Rápido y delicioso.

Bayas frescas, yogur y granola. Consiga yogur bajo en grasa o yogur de soya; pique algunas bayas o frutas adicionales, y añada algún cereal saludable.

Toronja con tostada de trigo integral y mantequilla de almendra. Añade un poco de azúcar encima de la toronja. La mantequilla de almendras es mejor para ti que la mantequilla de maní, por que contiene muchas proteínas que te mantienen saciado.

Ensalada de fruta fresca. Piqué algunas manzanas, melones, bayas, naranjas, peras, plátanos, uvas.... Todas o las que sean tus frutas favoritas. Añadir un poco de limón o zumo de limón.

Batido de proteínas. Utilice proteína de soja en polvo, pero el suero de leche también funciona bien. Mezcle con leche baja en grasa o leche de soya, algunos arándanos congelados y quizás un poco de mantequilla de almendras o avena. Eso puede sonar raro, pero es realmente genial, y un bonito relleno. Un poco de semilla de lino molida también funciona bien.

Huevos con pimientos. Las claras de huevo son más saludables que las yemas de los huevos. Revuelva con un poco de aceite de oliva, pimientos rojos y verdes, tal vez brócoli, cebollas y pimienta negra. Puedes combinarlo con tostadas integrales.

Requesón y fruta. Consiga requesón bajo en grasa. Añadir cualquier tipo de fruta. Manzanas, cítricos, bayas, etc. Mezclar y disfrutar!.

- **Consuma frutas y verduras de todos los colores**

Coma un arco iris de frutas y verduras todos los días, mientras más brillante mejor. Las frutas y verduras son la base de una dieta saludable: son bajas en calorías y densas en nutrientes, lo que significa que están repletas de vitaminas, minerales, antioxidantes y fibra.

Las frutas y verduras deben ser parte de cada comida y su primera opción para un bocadillo - apunte a un límite inferior de 5 porciones diarias. Los antioxidantes y nutrientes adicionales en las frutas y verduras ayudan a proteger contra tipos particulares de cáncer y otras enfermedades.

Las frutas y verduras más brillantes y de colores más profundos tienen mayores concentraciones de vitaminas, minerales y antioxidantes, y los colores surtidos proporcionan una variedad de beneficios. Algunas opciones excelentes son:

- ***Vegetales verdes:***

Los vegetales están llenos de calcio, magnesio, hierro, potasio, zinc, vitaminas A, C, E y K, y ayudan a fortalecer la sangre y los sistemas respiratorios. Sea aventurero con sus verduras y diversifíquese más allá de la lechuga verde brillante y oscura; col rizada, hojas de mostaza, brócoli, col china son sólo un par de opciones.

- ***Vegetales dulces:***

Naturalmente, los vegetales dulces aportan dulzura saludable a sus comidas y reducen sus antojos de dulces adicionales. Algunos ejemplos de los vegetales dulces son el maíz, las zanahorias, las remolachas, las batatas o los ñames, la calabaza de invierno y las cebollas.

- ***Frutas:***

Un amplio surtido de frutas es igualmente vital para una dieta saludable. La fruta aporta fibra, vitaminas y antioxidantes. Las bayas combaten el cáncer, las manzanas proporcionan fibra, las naranjas y los mangos proporcionan vitamina C, y así sucesivamente.

No olvide comprar productos frescos y locales si es posible.

CAPÍTULO IV:
LOS CARBOHIDRATOS
Y LOS GRANOS
ENTEROS

Elija carbohidratos y fuentes de fibra saludables, particularmente granos enteros, para obtener energía duradera. Además de ser deliciosos y agradables, los granos enteros son ricos en fotoquímicos y antioxidantes, que ayudan a proteger contra las enfermedades coronarias, especialmente el cáncer y la diabetes. Los estudios han demostrado que las personas que consumen más granos enteros tienden a tener un corazón más sano.

Los carbohidratos saludables (ocasionalmente conocidos como buenos carbohidratos) incluyen granos enteros, frijoles, frutas y verduras. Los carbohidratos saludables se digieren lentamente, ayudándole a sentirse lleno por más tiempo y manteniendo estables los niveles de glucosa e insulina en la sangre.

Los carbohidratos poco saludables (o malos) son alimentos como la harina blanca, el azúcar refinada y el arroz blanco que han sido despojados de todo el salvado, la fibra y los nutrientes. Los carbohidratos poco saludables se digieren rápidamente y causan picos en los niveles de glucosa y energía en la sangre.

- *¿Cómo consumir más carbohidratos saludables?*

Incluya un surtido de granos integrales en su dieta saludable, incluyendo trigo integral, arroz integral, mijo, quinua y cebada. Pruebe diferentes granos para descubrir sus favoritos.

Asegúrese de que realmente está

obteniendo granos enteros. Tenga en cuenta que las palabras piedra molida, multigrano, 100% trigo, o salvado, pueden ser engañosas. Busque las palabras "grano entero" o "100% trigo entero" al principio de la lista de ingredientes. En los Estados Unidos, revise los sellos de granos enteros que diferencian entre granos enteros parciales y granos enteros al 100%.

Manténgase alejado de: Alimentos refinados como panes, pastas y cereales de desayuno que no son granos enteros.

❖ *Receta de ensalada de pan italiano de grano entero*

Este plato campesino italiano no es más que pan duro, tomates y aceite de oliva, pero me gusta añadir algo crujiente y verde. También es un buen vehículo para las verduras a la parrilla que sobran, como berenjenas, hongos ó calabacines, o para los huevos duros o las anchoas. Si los tomates no están en temporada, pruebe la versión de frutas secas que se encuentra debajo.

- ✓ 8 onzas de pan integral (4 rebanadas gruesas)
- ✓ 4 tallos de apio o 1 bulbo de hinojo pequeño, cortado en rodajas finas
- ✓ 1/4 taza de aceite de oliva
- ✓ 2 cucharadas de vinagre balsámico
- ✓ 1 1/2 libras de tomates maduros, sin semillas y picados
- ✓ 1/2 cebolla roja, cortada en rodajas finas
- ✓ Sal y pimienta negra
- ✓ 1/2 taza de albahaca fresca picada

Preparación

Caliente el horno a 400 F. Coloque el pan en una bandeja para hornear y tueste, volteando una o dos veces, hasta que se dore y se seque, aproximadamente de 10 a 20 minutos, dependiendo del grosor de las rebanadas. Retirar del horno y enfriar.

Coloque el apio, el aceite, el vinagre, los tomates y la cebolla en una ensaladera grande. Espolvoree con sal y mucha pimienta y revuelva.

Llene un tazón grande con agua del grifo y remoje el pan durante unos 3 minutos. Exprima suavemente las rebanadas hasta que estén secas, y luego desmenúcelas en la ensaladera. Mezcle bien y deje reposar de 15 a 20 minutos (o hasta una hora). Justo antes de servir, pruebe, ajuste el condimento si es necesario y mezcle con la albahaca.

❖ *Ensalada de pan integral con fruta seca*

Retirar los tomates y la albahaca y sustituir la cebolla por 2 chalotes medianos.

En el Paso 2, mezcle el apio o el hinojo y aderece con 1 taza de fruta seca picada (los higos, los dátiles, los albaricoques, las cerezas, los arándanos o las pasas son todos buenos) y 1 cucharada de salvia fresca picada.

Adorne con avellanas tostadas o almendras.

CAPÍTULO V: DIFERENCIA ENTRE LAS GRASAS BUENAS Y LAS GRASAS MALAS

Se requieren grandes fuentes de grasas saludables para nutrir su cerebro, corazón y células, así como su cabello, piel y uñas. Los alimentos abundantes, en particular las grasas omega-3 llamadas EPA y DHA, son especialmente importantes y pueden reducir las enfermedades cardiovasculares, mejorar su estado de ánimo y ayudar a prevenir la demencia.

Durante años, los dietistas y los médicos han predicado las ventajas de una dieta baja en grasa. Nos han dicho que reducir la cantidad de grasa que comemos es la clave para adelgazar, controlar el colesterol y prevenir problemas de salud. Pero cuando se trata de su salud mental y física, simplemente "cortar la grasa" no es suficiente.

La investigación demuestra que, más que la suma total de grasa en su dieta, son los tipos de grasa que usted come los que realmente importan. Las grasas malas se suman a su colesterol y a su riesgo de enfermedades particulares, mientras que las grasas beneficiosas tienen el efecto contrario, protegiendo su corazón y defendiendo su salud en general. De hecho, las grandes grasas -como las grasas omega-3- son totalmente esenciales no sólo para su salud física sino también para su bienestar emocional.

- **Añada grasas saludables a su dieta**

- ***Grasas monoinsaturadas:*** Son los aceites vegetales como el aceite de canola, aceite de maní y aceite de oliva, así como aguacates, nueces, almendras, avellanas, etc; y semillas como semillas de calabaza, sésamo, chía, etc.

- Grasas poliinsaturadas: Son los ácidos grasos Omega-3 y Omega-6, que se encuentran en pescados grasos como el salmón, el arenque, la caballa, las anchoas, las sardinas y algunos suplementos de aceite de pescado de agua fría. Las fuentes adicionales de grasas poliinsaturadas son los aceites de girasol, maíz, soja, linaza y nueces no calentados.

- **Reduzca o elimine de su dieta las grasas malas**

- Grasas saturadas: Estás se encuentran principalmente en fuentes animales, incluyendo la carne roja y los productos lácteos de leche entera.

- Grasas trans: Estás se encuentran en las mantecas vegetales, algunas margarinas, galletas saladas y dulces, bocadillos, alimentos fritos, productos

horneados y alimentos procesados adicionales hechos con aceites vegetales parcialmente hidrogenados.

Cuando se centra en las grasas saludables, un buen lugar para empezar es reducir el consumo de grasas saturadas. Las grasas saturadas se encuentran principalmente en productos animales como la carne roja y los productos lácteos de leche entera.

Las aves de corral y el pescado también contienen grasas saturadas, pero menos que la carne roja. Otras fuentes adicionales de grasas saturadas incluyen los aceites vegetales tropicales como el aceite de coco y el aceite de palma.

- ***Maneras fáciles de reducir las grasas saturadas***
  ✓ Consuma menos carne roja (de res, cerdo o cordero) y más pescado y pollo.

✓ Trate de comer cortes magros de carne y apéguese a la carne blanca, que tiene menos grasa saturada.

✓ Hornee ó ase a la parrilla en lugar de freír.

✓ Retire la piel del pollo y elimine la mayor cantidad de grasa posible de la carne antes de cocinarla.

✓ Manténgase alejado de carnes, verduras, empanadas y alimentos fritos.

✓ Escoja leche baja en grasa y quesos bajos en grasa como la mozzarella si es posible. Disfrute de los productos lácteos ricos en grasa con moderación.

✓ Utilice aceites vegetales líquidos como el aceite de oliva o el aceite de canola en lugar de manteca de cerdo ó mantequilla.

Una grasa trans es una molécula de grasa normal que ha sido doblada y deformada durante un procedimiento llamado hidrogenación. Durante este procedimiento, el aceite vegetal líquido se calienta y se mezcla con gas hidrógeno.

Los aceites vegetales parcialmente hidrogenados los hacen más estables y menos propensos a estropearse, lo cual es muy bueno para los fabricantes de alimentos, pero muy malo para usted.

Ninguna cantidad de grasas trans es buena para usted. Las grasas trans se suman a los principales problemas de salud, desde las enfermedades cardíacas hasta el cáncer.

- ***Fuentes de grasas trans***

Muchas personas piensan en la margarina cuando se imaginan las grasas trans, y es cierto que algunas margarinas están llenas de ellas. Sin embargo, la principal fuente de grasas trans en la dieta occidental proviene de productos horneados preparados comercialmente y de bocadillos:

- ***Productos horneados -*** galletas,

galletas saladas, pasteles, panecillos, cáscaras de pastel, masa de pizza y algunos panes como bollos para hamburguesas.

- *Comidas fritas* - donas, papas fritas, pollo frito, nuggets de pollo y caparazones de tacos duros.

- *Aperitivos* - papas fritas, maíz y tortillas; dulces; palomitas de maíz empacadas o en el microondas.

- *Grasas sólidas* - margarina en barra y manteca vegetal semisólida

- *Productos premezclados* - mezcla para pasteles, mezcla para panqueques y mezcla para bebidas chocolatadas

Mientras compra, lea las etiquetas y busque "aceite parcialmente hidrogenado" en los componentes. Incluso si el alimento afirma estar libre de grasas trans, este componente lo hace sospechoso.

Con la margarina, escoja las versiones de tina blanda y asegúrese de que el producto tenga cero gramos de grasas trans y no contenga aceites parcialmente hidrogenados.

Cuando coma fuera de casa, ponga los alimentos fritos, galletas y otros productos horneados en su lista de "omitir". Manténgase alejado de estos productos a menos que sepa que el restaurante ha eliminado las grasas trans de su comida.

Manténgase alejado de la comida rápida. La mayoría de los estados no tienen ordenanzas de etiquetado para la comida rápida, y es posible que incluso se anuncie como libre de colesterol cuando se cocina en aceite vegetal.

Cuando salga a cenar, pregúntele a su sirviente o persona de la barra en qué tipo de aceite se cocinará su comida. Si se trata de aceite parcialmente hidrogenado, corra en sentido contrario o pregunte si su comida puede prepararse utilizando aceite de oliva, que la mayoría de los restaurantes tienen en existencia.

De acuerdo, entonces te das cuenta de que tienes que evitar las grasas saturadas y las grasas trans... pero, ¿cómo consigues lo mejor para tus grasas monoinsaturadas y poliinsaturadas que todo el mundo sigue discutiendo?

Las fuentes más beneficiosas de grasas monoinsaturadas y poliinsaturadas saludables son los aceites vegetales, las nueces, las semillas y el pescado.

- ***Cocine con aceite de oliva.*** Utilice aceite de oliva para cocinar en la estufa, en lugar de mantequilla, margarina en barra o manteca de cerdo. Para hornear, pruebe con aceite de canola o vegetal.

- ***Consuma más aguacates.*** Pruébelos en sándwiches o ensaladas o haga guacamole. Además de estar cargados de grasas saludables para el corazón y el cerebro, son una comida que llena y es agradable.

- ***Agarra las nueces.*** Usted también puede agregar nueces a los platos vegetarianos o utilizarlas en lugar de migas de pan en el pollo o el pescado.

- Aperitivo con aceitunas. Las aceitunas son ricas en grasas monoinsaturadas. Pero al contrario de la mayoría de los otros alimentos ricos en grasa, son un bocadillo bajo en calorías si se comen solos. Pruébelos sencillamente o haga un tapenade para mojar.

- Adereza tu propia ensalada. Los aderezos comerciales son frecuentemente altos en grasas saturadas o hechos con aceites de grasas trans. Produzca sus propios aderezos saludables con aceite de oliva prensado en frío, aceite de linaza o aceite de sésamo de alta calidad.

Una grasa buena puede volverse mala si el calor, la luz o el oxígeno la dañan. Las grasas poliinsaturadas son las más delicadas. Los aceites ricos en grasas poliinsaturadas (como el aceite de linaza) deben refrigerarse y conservarse en un recipiente opaco.Cocinar con estos aceites también daña las grasas.

- ***Ácidos grasos omega-3: supergrasas para el cerebro y el corazón***

Los ácidos grasos omega-3 son una especie de grasas poliinsaturadas. Mientras que todos los tipos de grasas monoinsaturadas y poliinsaturadas son excelentes para usted, las grasas omega-3 están evidenciando ser particularmente beneficiosas.

Todavía estamos aprendiendo sobre las numerosas ventajas de los ácidos grasos omega-3, pero la investigación ha demostrado que pueden:

✓ Prevenir y reducir los síntomas de la depresión
✓ Proteger contra la pérdida de memoria y la demencia
✓ Reducir el riesgo de enfermedad cardíaca, accidente cerebrovascular y cáncer

✓ Aliviar la artritis, el dolor articular y las afecciones inflamatorias de la piel

✓ Mantener un embarazo saludable

Los ácidos grasos omega-3 están muy centrados en el cerebro. Las investigaciones demuestran que desempeñan un papel vital en la función cognitiva (memoria, capacidad de resolución de problemas, etc.) y también en la salud emocional.

Adquirir más ácidos grasos omega-3 en su dieta puede ayudarle a combatir la fatiga, agudizar su memoria y equilibrar su estado de ánimo. Los estudios han demostrado que los omega-3 pueden ser útiles en el tratamiento de la depresión, el trastorno por déficit de atención/hiperactividad (TDAH) y el síndrome maníaco depresivo.

Existen muchos tipos diferentes de ácidos grasos omega-3 como el pescado: La fuente alimenticia más beneficiosa de

los omega-3

Las grasas omega-3 son una especie de ácido graso esencial, lo que significa que son esenciales para la salud, pero su cuerpo no puede producirlas. Es posible que sólo obtenga ácidos grasos omega-3 de los alimentos.

Las fuentes más beneficiosas son los pescados grasos como el salmón, el arenque, la caballa, las anchoas o las sardinas, o los suplementos de aceite de pescado de agua fría de alta calidad. El atún albacora en conserva y la trucha de lago también pueden ser grandes fuentes, dependiendo de cómo se criaron y procesaron los peces.

Unos pocos individuos evitan los mariscos ya que se preocupan por el mercurio u otras posibles toxinas en el pescado. Sin embargo, la mayoría de los expertos están de acuerdo en que las ventajas de comer dos porciones a la semana de estos pescados grasos de agua fría son muy beneficiosos.

Si eres vegetariano o no te gusta el pescado, todavía puedes obtener tu dosis de omega-3 comiendo algas (que son altas en DHA) ó un suplemento de algas y capsulas de aceites de chía.

CAPITULO VI:
LA CALIDAD DE LAS PROTEÍNAS

Las proteínas nos proporcionan la energía para levantarnos y seguir adelante. Las proteínas de los alimentos se separan en los veinte aminoácidos que son las unidades básicas del cuerpo para el crecimiento y la energía, y son cruciales para mantener las células, los tejidos y los órganos.

La falta de proteínas en nuestra dieta puede retrasar el crecimiento, disminuir la masa muscular, disminuir la inmunidad y debilitar el corazón y el sistema respiratorio.

La proteína es especialmente crucial para los jóvenes, cuyos cuerpos crecen y se mueven diariamente.

El calcio es uno de los nutrientes clave que su cuerpo necesita para mantenerse fuerte y saludable. Es un componente esencial para la salud ósea de por vida tanto en hombres como en mujeres, entre muchas otras funciones importantes.

He aquí algunas pautas para incluir las proteínas en su dieta inteligente:

Pruebe una variedad de tipos de proteínas. Ya sea vegetariano o no, probar diferentes fuentes de proteínas -como frijoles, nueces, semillas, guisantes, tofu y productos de soja- le abrirá nuevas opciones para disfrutar de comidas saludables.

✓ Productos de soja: Pruebe el tofu, la leche de soya, el tempeh y las hamburguesas vegetarianas para variar.

✓ Manténgase alejado de las nueces saladas o azucaradas y de los frijoles refritos.

✓ Frijoles: Los frijoles negros, los frijoles blancos, los garbanzos y las lentejas son buenas opciones.

✓ Frutos secos: Las almendras, las nueces y los pistachos son buenas opciones.

Reduzca el tamaño de sus porciones de proteína. La mayoría de los individuos en los Estados Unidos consumen demasiadas proteínas. Trate de alejarse de que las proteínas sean el centro de su comida. Debe centrarse en porciones iguales de proteínas, granos enteros y vegetales.

También debe consumir fuentes de proteínas de calidad, como pescado fresco, pollo o pavo, tofu, huevos, frijoles o nueces. Cuando coma carne, pollo o pavo, compre carne que no contenga hormonas ni antibióticos.

La conclusión es que es crucial prestar atención a lo que viene con la proteína en sus selecciones de alimentos. Las fuentes vegetales de proteínas, como los frijoles, las nueces y los granos enteros, son excelentes opciones, por que proporcionan fibras, vitaminas y minerales saludables. Las nueces son también una excelente fuente de grasas saludables.

Las mejores opciones de proteína animal son el pescado y las aves de corral. Si le gustan las carnes rojas, como la carne de res, de cerdo o de cordero, obtenga los cortes más magros, escoja porciones de tamaño moderado y haga que sean sólo un componente ocasional de su dieta, por varias razones.

Existe evidencia sustancial de que la sustitución de la carne roja por pescado, aves, frijoles o nueces puede ayudar a prevenir enfermedades cardíacas, y que la reducción de la carne roja puede reducir el riesgo de diabetes.

Las carnes procesadas, en particular, se han relacionado más estrechamente con las enfermedades cardiovasculares y la diabetes, al menos en parte debido a su alto contenido de sodio añadido.

Usted y sus huesos se beneficiarán al consumir muchos alimentos ricos en calcio. Es recomendable consumir una dosis diaria de magnesio y vitaminas D y K (nutrientes que ayudan al calcio a cumplir con su función).

Los niveles sugeridos de calcio son 1000 mg por día, 1200 mg si usted tiene más de cincuenta años de edad. Tome un suplemento de vitamina D y calcio si no obtiene los nutrientes adecuados en su dieta.

- **_Estas son las grandes fuentes de calcio:_**

✓ **_Lácteos:_** Los productos lácteos son abundantes en calcio en una forma que es fácilmente digerible y absorbida por el cuerpo. Las fuentes incluyen leche, yogur y queso.

✓ **_Verduras:_** Muchas verduras, especialmente las de hojas verdes, son fuentes ricas en calcio. Pruebe hojas de nabo, hojas de mostaza, hojas de col, col rizada, lechuga romana, apio, brócoli, hinojo, calabaza de verano, judías verdes, coles de Bruselas, espárragos y hongos crimini.

✓ *Frijoles:* Para una fuente diferente de calcio, pruebe con frijoles negros, frijoles pintos, frijoles rojos, frijoles blancos, frijoles de ojos negros o frijoles horneados.

CONCLUSIÓN

La alimentación saludable comienza con una excelente planificación. Usted habrá ganado la mitad de la batalla de la dieta saludable si tiene una cocina bien provista, un montón de recetas rápidas y simples, y muchos bocadillos saludables.

- ***Consiga sus comidas por semana o incluso por mes***

Una de las mejores maneras de tener una dieta saludable es preparar su propia comida y comer en forma regular. Elija algunas recetas saludables que le gusten a usted y a sus seres queridos y establezca un horario de comidas a su alrededor.

Si se come barato, sigue siendo crucial tener en cuenta la calidad y pureza de los alimentos que se compran. La forma en que se cultivan o se crían los alimentos influye en su calidad e igualmente en su salud. Los alimentos cultivados orgánicamente reducen los posibles peligros para la salud y el medio ambiente que representan los plaguicidas, la irradiación y los aditivos. Una inversión en sus alimentos hoy, podría ahorrarle dinero en sus cuentas de salud más tarde.

Aquí hay un par de maneras de ahorrar su dinero cuando compre alimentos orgánicos de alta calidad:

Compre la mejor calidad posible para los alimentos que más consume. De esta manera usted reduce su exposición a cosas como pesticidas, herbicidas y antibióticos, mientras que aumenta el valor nutricional de sus alimentos. Los alimentos orgánicos tienen niveles más altos de antioxidantes y varias vitaminas y minerales como: vitamina C, calcio, magnesio y hierro.

Utilizar el ahorro de ingresos

provenientes de los alimentos para comprar alimentos de mayor calidad. Si es concebible, concéntrese en la compra de fuentes de carne y productos lácteos orgánicos, alimentados con pasto o de libre acceso, debido a la probable mayor concentración de antibióticos y hormonas que se le pueden transmitir a usted.

Enséñese usted mismo. Cuando usted entiende qué producto tiene la mayor cantidad de residuos químicos (y cuál tiene la menor cantidad) usted puede elegir comprar alimentos orgánicos ó de agricultores locales que no utilizan productos químicos, y otros cultivados convencionalmente.

Intente cocinar los fines de semana ó un día a la semana, y haga comida adicional para congelar o reservar para una noche especial. Cocinar con anticipación ahorra tiempo y dinero, y es gratificante saber que tiene una comida casera esperando a ser consumida.

Desafíese a sí mismo a preparar 2 o 3 cenas que se pueden preparar sin tener que ir a la tienda, usando las cosas de su despensa, congelador y especiero. Una deliciosa cena de pasta integral con una rápida salsa de tomate o una rápida y fácil quesadilla de frijoles negros sobre una tortilla de harina integral (entre un sinfín de otras recetas) puede actuar como su comida favorita cuando simplemente está demasiado ocupado para ir de compras o cocinar.

Comer alimentos saludables no tiene por qué ser caro. De hecho, preparar sus propias comidas puede ser una buena manera de ayudar a su familia a ahorrar dinero. Sé original y diviértete haciéndolo!.

- ***Algunos consejos para ahorrar dinero al preparar alimentos saludables:***

Reemplace la proteína vegetal por la proteína de la carne en algunas de sus comidas, particularmente si usted tiende a comer carne en la mayoría de las comidas. Las legumbres, particularmente cuando se compran en su forma seca, cuestan mucho menos que la carne.

Descubra un gran mercado agrícola donde se venden verduras locales. Frecuentemente usted puede encontrar increíbles ofertas en productos realmente frescos. Además, si usted va hacia el final del mercado, los vendedores a menudo venden lo que queda a precios aún más reducidos.

Compra al por mayor. Encuentre una tienda de comestibles que venda granos, legumbres, nueces, semillas y otros artículos a granel. Guarde los alimentos en frascos de vidrio para mantenerlos frescos.

Haga su propia versión de artículos como aderezo para ensaladas o batidos. Serán mucho más saludables si te haces los tuyos y son realmente sencillos.

- Aderezo simple para ensaladas: aceite de oliva, vinagre, mostaza, hierbas y un poco de sal y pimienta.

- Batido: ½ plátano, 6 fresas, un puñado de arándanos, líquido de su elección (es decir, algún jugo natural ó leche baja en grasa) y licuar hasta que esté suave.

- Empaca un almuerzo: Traiga las sobras o compre ingredientes para hacer su propio almuerzo. Usted ahorrará toneladas de dinero y será más saludable para usted.

- Una dieta inteligente puede incluir refrigerios: Los bocadillos pueden ayudar a mantener nuestro nivel de glucosa en la sangre más uniforme, dándonos energía constante en lugar de los altibajos más comunes en el nivel de energía.

- **Ideas inteligentes de snacks**

Frutas y frutos secos - Esta fantástica combinación nos da fibras y proteínas para una nutritiva merienda. Come un pedazo de fruta fresca y un puñado de nueces. Una excelente combinación es la fruta con mantequilla de nuez untada encima.

Yogur parfait - Yogur natural bajo en grasas con frutas frescas mezcladas. Utilizando yogur natural usted decide cuanto edulcorante agregar. Del mismo modo, intente añadir un toque de vainilla o canela para diferentes sabores. Para un bocadillo más satisfactorio, añada una pizca de cereal o granola.

Palomitas de maíz - Haga sus propias palomitas de maíz ligeras para un bocadillo excelente y sabroso. Usted puede incluso ser aventurero con las especias. Intente agregar curry, cebolla en polvo o cualquier otra cosa que le guste.

Hummus y verduras - Los garbanzos en el hummus proporcionan muchas fibras y proteínas; no tiene colesterol y es un bocadillo muy satisfactorio y sabroso.

¿Qué pasa si simplemente no tengo tiempo para cocinar?; esté es un refrán estándar de individuos que no reconocen lo simple y rápido que puede ser preparar sus propias comidas y comenzar a comer más saludablemente.

Comience añadiendo una comida más en casa cada semana. Cocinar y comer sano es como cualquier otra habilidad. Requiere un poco de práctica para perfeccionarse. Así que no te preocupes si te frustras al principio. Está bien quemar el arroz o sobrecocinar las verduras.

Después de un par de intentos se volverá más simple y rápido. Comience con platos fáciles. Cocinar y comer sano no tiene por qué ser desconcertante.

Ahora sí, te deseo lo mejor en tus resultados, y recuerda, todo es práctica; no te sirve de nada la teoría sin acción.

Un fuerte abrazo, tu amiga, Jessy!

Por cierto, cuando logres conseguir tus resultados poco a poco, te recomiendo mucho, si deseas aprender acerca de métodos de bajar de peso, mi libro, sobre "Aprende a aumentar al máximo tu metabolismo", es un libro que estoy segura de que te ayudara mucho en tu camino de la "buena salud".

Sin más dilación, puedes encontrarlo en el buscador de Amazon por su titulo ó buscando mi nombre como: "Jessy M. Brown"... Una vez más te deseo éxito en tus resultados!

www.ingramcontent.com/pod-product-compliance
Lightning Source LLC
Chambersburg PA
CBHW072117280526
45788CB00006B/2532